JN117896

コロナ時代を生き抜くための

感染しない
暮らしのススメ

距離とマスクと手洗いと

浜松医療センター
院長補佐・感染症内科部長・衛生管理室長

矢野邦夫 著

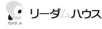 リーダムハウス

読者のみなさんへ

　私たちは今，1年前には想像もしなかった生活を送っています。わずか 100nm（1 万分の 1mm）という途方もなく小さな病原体，新型コロナウイルスのせいで…。私たちはこの病原体を恐れ，困惑し，社会は著しく混乱しました。至るところで常識が逆転し，コロナ以前は，マスクをしていると「どうしたの？」と心配されたのが，今はマスクをしていないと「なぜしないの？」と言われるご時世です。

　流行当初は，感染を拡げないために巣篭り，リモートが私たちの生活の中心になりました。そして今は感染に注意しながら社会活動・経済活動を前に進めなくてはならない段階に入っています。そのための暮らし方が「新しい生活様式」です。

　確かに新型コロナウイルスは私たちが今まで経験したことのない事態をもたらしました。しかし，今後も未知の病原体が出現して私たちを困らせる可能性が無いとは言い切れません。ただ，パンデミックを起こすような感染症は，新型コロナウイルスのように人から人に容易に伝播する呼吸器系の感染症です。となれば，新型コロナウイルス対策

として生まれた「新しい生活様式」は，今後も十分に力を発揮してくれるライフスタイルとなるはずです。

　「新しい生活様式」とは，平たく言えば，感染しない暮らし方です。人との距離を保ち，必要に応じてマスクを着け，こまめに手を洗う。この3つを守りながら暮らすことです。新規感染者の数がゼロになるまでの道のりはまだ遠いでしょう。マスコミは第2波が来た！，第3波はいつ来るのか！と流行の波をセンセーショナルに取り上げます。しかし，感染の波は来るものではなく，感染に無防備な状況で接触する人々が増えた結果です。

　本書は，「距離」と「マスク」と「手洗い」というコロナ対策三種の神器を守った正しい接触スタイルでの暮らし方を具体的にわかりやすく解説しました。みなさんのこれからの生活に少しでもお役立ていただければ幸いです。

　最後にこの企画を提示いただいた（株）リーダムハウスの多賀友次氏に心から感謝の意を表します。

2020年9月吉日

浜松医療センター　矢野邦夫

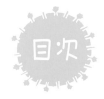
目次

コロナの時代

　私たちの生活は，たったひとつの病原体の出現によっ
て大きく変わることになりました。そうです。新型コロナ
ウイルス（SARS-CoV-2）です。このウイルスがなぜ怖いか。
それは，今のところ私たちにはこのウイルスに対するワク
チンがないからです。そしてもし感染してしまったら，重
症例には治療薬が1剤あるものの，大半の軽症〜中等症

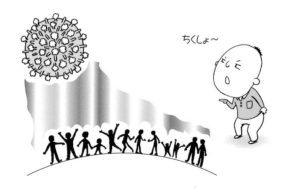

ちくしょ〜

例は，医療の援護を受けながらも，結局は自力で治癒を勝ち取るしかないのが実情です。それ故，私たちは，このウイルスに「絶対に感染しない」，そして他の人に「絶対に感染させない」ことが何より重要であり，そのために今までの日常が大きく変わらざるを得なくなりました。

　病原体は目に見えません。それが世界中で驚くほど数多くの感染者や死者を出しているわけですから，怖くないわけはありません。ただ，「恐れること」と「感染しないこと」「感染させないこと」は少し違います。確かにある意味では感染防止を行う上で「恐れる」という意識は必要です。「恐れる」ことによって，私たちの行動に「警戒」や「注意」の意識が芽生えるからです。そして，この意識こそが，目に見えない病原体を相手にする正しい感染対策には不可欠なのです。

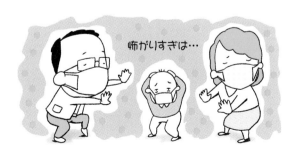

しかし，決してむやみに恐れる必要はありません。むやみに恐れることで，かえって感染の危険を招くことだってあり得るのです。つまり，「感染しない」「感染させない」ために要所要所で「警戒」「注意」して効果的な感染防止行動をとることが大切なのであって，これが「正しく恐れる」ということなのです。

　今回の新型コロナウイルスのパンデミックは 100 年に 1 度の大惨事と言われます。今から 100 年ほど前に起きた「ス

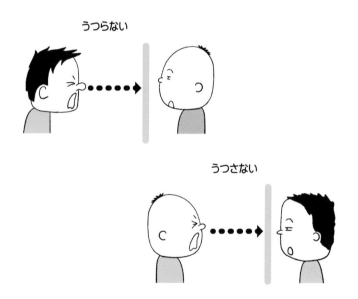

うつらない

うつさない

ペイン風邪」と称される世界中で約5億人が感染したイン
フルエンザのパンデミック以来ということです。しかし，
2000 年代に入って，コロナウイルスは人類に 3 度の脅威
を与えてきました。2003 年の SARS コロナウイルス，2012
年の MERS コロナウイルス，そして 2019 年から続く今回の
新型コロナウイルス（SARS-CoV-2）です。SARS（重症急性
呼吸器症候群）と MERS（中東呼吸器症候群）は，パンデミッ
クには至りませんでしたが，人類と感染症の闘いにおいて，

SARS コロナウイルス

2003 年

MERS コロナウイルス

2012 年

SARS-CoV-2

2019 年〜

わずか 17 年の間に 3 度の脅威が襲いかかってきたことは
歴史的に類をみない出来事です。つまり，今回の新型コ
ロナウイルスがいつか終息したとしても，その背後に新た
な病原体が待ち構えているかもしれないということです。
こうした未知の病原体，未知の感染症の脅威と我々は常
に背中合わせで生きていることを本気で自覚する時代に
入ってきたと言えるでしょう。

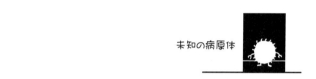

未知の病原体

コロナにばかり気をとられていると～

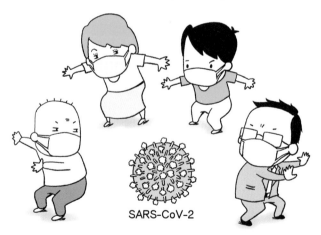

SARS-CoV-2

そんな時代を生き抜いていくために，私たちは感染症に対して「正しく恐れる」考え方を生活や行動の中心に据えて，たとえワクチンも治療薬もない丸腰であっても，感染から身を守りながら生きていく術を持っておく必要があります。毎日のようにニュースで流れる新規の感染者数（検査陽性者数）とかクラスター（患者集団）の発生とかは，感染を集団としてみたものです。これを疫学と言い，その集団の様相を新型コロナウイルス感染症の姿として私たちは受けとっているのですが，決してひとり一人を見ているわけではありません。私たちにとっては，個人として感染症とどう向き合っていくか，防止対策を日々の生活の中にどう落とし込み，根づかせていくかが大切なのです。そして，一人ひとりが個人のレベルで実践する感染防止への地道な取り組みの集積が，集団としての感染者数を減らしていくことになるのです。

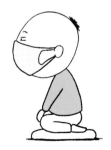

コロナのこと

🌧 風邪を起こすコロナウイルスと新型コロナウイルス

　コロナウイルスは，風邪（普通感冒）を引き起こす病原体として医学の世界では昔から知られていました。一口にコロナウイルスと言っても30種類以上あって，そのうち人間に感染して風邪を引き起こすコロナウイルスは4種

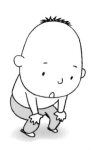

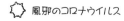
風邪のコロナウイルス

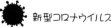
新型コロナウイルス

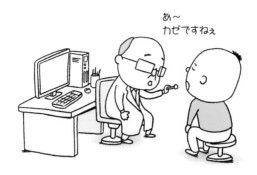

類あります[1]。これらのコロナウイルスに感染しても，通常は軽い風邪の症状（咳，鼻水，くしゃみ，微熱）がみられる程度で，重症化することはほとんどありません。安静にしていれば，軽症のまま自然に治っていきます。恐らくみなさんも知らず知らずのうちにコロナウイルスによる風邪に一度は罹ったことがあるはずです。

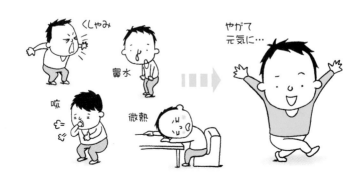

さて，風邪の原因となるこれら4種類のコロナウイルスとは別に，感染すると重症化する頻度の高いコロナウイルスが2000年代に入って3種類現れました。2003年のSARSコロナウイルス，2012年のMERSコロナウイルス，そして2019年から続く今回の新型コロナウイルス（SARS-CoV-2）です。

　では，風邪を起こすコロナウイルスと，新型コロナウイルスは，一体何が違うのでしょうか？そもそもウイルスというのは，自ら細胞を持っておらず，DNAかRNAのどちらかひとつの遺伝物質からなる感染性の粒子です。そして宿主（人間やその他の動物）の細胞の中でしか増えることができません。ウイルスは，遺伝子の複製に必要な材料

人間の細胞の中で複製しなくっちゃ！

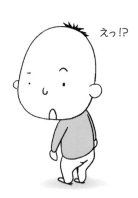

えっ!?

を宿主の細胞から拝借しながら，増え続けることでしか生存・繁栄する道はないのです。コロナウイルスも例外ではありません。

メモ：**ウイルスと細菌**

　ウイルスと菌（細菌）はよく混同されますが，これら2つは全く別物です。菌は原核生物と呼ばれ，1つの細胞からできていて，多くの場合，自力で細胞を分裂して増えることができます。ほとんどが土の中や水の中に棲息していて人間などの動物や植物の中で生きることができる菌はごく一部です。

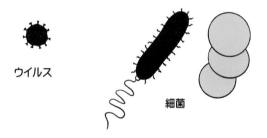

ウイルス

細菌

　コロナウイルスは，人間以外に犬，猫，牛，豚，鶏，馬，ラクダなどの家畜やキリン，コウモリ，スズメなどといった動物に感染することが知られています。そして，動物の種類ごとに感染するコロナウイルスのタイプは決まっているのです。ある種の動物に感染するコロナウイルスはそ

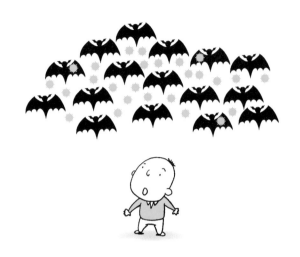

の種の間でのみ感染をくり返しています。たとえば，コウ
モリに感染するコロナウイルスは，コウモリの世界だけで
生き続けているわけです。つまり，種を越えて拡がってい
くことは，通常はありません。しかし，種を越えた感染が
起こってしまったのです。SARSコロナウイルスはコウモリ
やハクビシン，MERSコロナウイルスはラクダ（ヒトコブラク
ダ）の間で感染をくり広げてきたコロナウイルスが，人間
に感染してしまいました[2-4]。そして問題はそこから先で
す。動物から人間に感染したコロナウイルスが何らかの要
因で今度は人間の間で感染するようになってしまったの
です。今回の新型コロナウイルスも，動物の間で感染をく
り返していたコロナウイルスが，人間に感染し，その後は

人から人への感染を猛スピードでくり返して，あっという
間にパンデミックと呼ばれる世界的大流行を起こすに至り
ました。

　今まで人間に感染したことのないウイルスが，ある日
突然，人間に感染するようになると一体どうなるでしょう。
過去に感染したことのある病原体に対して，私たちの体
はその経験をもとに抵抗する術を身につけています。こ
れがその病原体に免疫を持っているということです。免
疫というのは，病原体がもつ抗原（体にとって敵であるこ
との印のようなもの）をすばやく認識し，免疫をつかさど
る細胞（抗体を産生する細胞など）に攻撃するよう知らせ

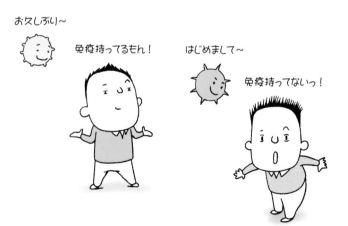

おひさしぶり～

免疫持ってるもん！

はじめまして～

免疫持ってないっ！

てくれます。免疫を持つには，一度その病原体に感染して，体の免疫システムがその病原体と闘わなくてはなりません。その闘いから学習した経験値が免疫として体内に残るわけです。このように病原体と私たちの体がガチで闘う代わりに，もっと安全に免疫を得る方法がワクチンです。

　今回の新型コロナウイルスのように人類が誰も感染したことのない病原体に対して，当然ながら，私たちは免疫を持ちあわせていません。したがって，ひとたび感染してしまったら，もともと体の中に備わっている抵抗力をフル稼働して応戦するしかないのです。この闘いの行方を左右するのが抵抗力の程度です。抵抗力の低い人（基礎疾患のある人，高齢者など）は，新型コロナウイルスの増殖の勢いに押されてしまい，みるみるうちに重症化してしまいます。逆に抵抗力の高い人であれば，新型コロナウイルスの侵攻を自力でくい止めることができるかもしれません。しかし，免疫のサポートを得られないこうした闘いは，どうしても効率が悪く，ウイルスとの攻防が長引けば長引くほど体力はどんどん奪われていきますから，宿主としては極めて不利な闘いを強いられることになります。ここが私たちの多くが免疫を持っている風邪のコロナウイルスとの闘いと大きく違うところです。

● 新型コロナウイルス感染症とはどんな感染症か？

ウイルスは体の中に入ると，人の持つ免疫系の防御を
かわしながら目的とする場所を目指します。目的とする
場所というのは，そのウイルスが増殖しやすい場所，活
発に感染活動ができる場所ということです。ウイルスは
その種類によって増殖しやすい感染部位（臓器）が異なり
ます。たとえば，インフルエンザウイルスは，主に喉から
気管までの空気が通る気道を感染の主戦場にしていま
す。時に高齢者では肺にまで至って肺炎を起こすことも
あります。ノロウイルスであれば，腸管が感染，増殖の主
要な活動拠点となります。したがって，インフルエンザウ

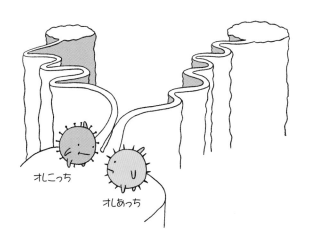

オレこっち

オレあっち

イルスが腸管で感染を起こしたり，ノロウイルスが肺炎を起こすことはありません。

　目的地にたどり着いたウイルスは，まずその場所の宿主細胞の表面に吸着します。その後，そこから中に侵入して，自分のコピーをつくるために必要な材料を宿主細胞から拝借しながら増殖をはじめます。コピーによって生まれた新しいウイルスたちは，用がなくなった宿主細胞を破壊してそこから脱出し，それぞれ次の細胞を目指します。こうした増殖活動をくり返しながら，ウイルスは人体にダメージを与えていくのです。

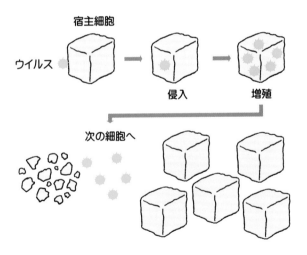

　新型コロナウイルスは，口や鼻や目の粘膜に付着した後，喉〜気管〜気管支を経て肺へと向かいます。そしてウイルスの主な感染部位によって上気道炎，気管支炎，肺炎がみられます。中でも特に問題となるのが肺炎です。肺に到達した新型コロナウイルスは，肺の細胞表面に吸着した後，細胞の中に侵入して，ウイルスを大量に複製した後，細胞を破壊しながら外へ出て，次の細胞を目指します。こうしたプロセスをくり返しながら，新型コロナウイルスは肺にダメージを与え，時に重症肺炎を引き起こし，宿主を死に至らしめることさえあるのです。インフルエンザウイルスでも同じような経過をたどりますが，新型コロナウイルスは，肺炎まで進行する頻度が高く，また進行スピード

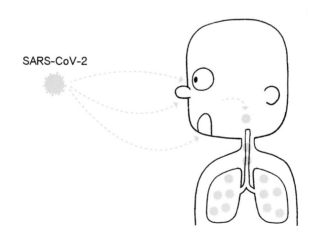

SARS-CoV-2

も極めて速いと言われており，実に怖い感染症であると言わざるを得ません。

　新型コロナウイルスがパンデミックを起こした最大の要因は，人から人に感染するということです。人から人に病原体が容易に伝染する感染症は，大流行を引き起こします。なぜなら私たちの住む社会は，人と人との関わり合いの中で動いているからです。ワクチンがない中で人から人に容易に伝播する感染症を阻止する唯一の方法は，人と人との物理的な接触を断つことです。接触を断つということは，社会的・経済的活動を止めることになりますが，それに伴う代償は計り知れないことを，今，私たちは痛感させられているわけです。

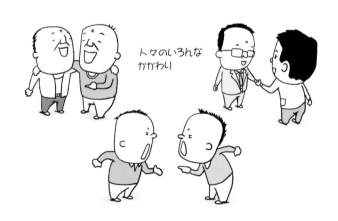

人々のいろんなかかわり

メモ：**病名とウイルス名**

　今回の新型コロナウイルス感染症は，正式には COVID-19
と言います。COVID とは <u>Coronavirus disease</u> の略，19 は
2019 年に発生したことを表していて，これは病名です。
これに対し新型コロナウイルスの正式名称は，SARS-CoV-2
で，これはウイルス名を表しています。

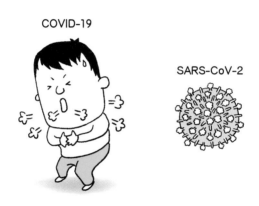

COVID-19

SARS-CoV-2

🦠 新型コロナウイルスは一体どこにいるの？

　私たちは目に見えないものに"恐怖"を覚えます。こ
れは自然なことです。日々発生する感染者（PCR 検査陽
性者）の数がニュースで流れるたびに，生活のいたると
ころに新型コロナウイルスが潜んでいるのではないかと
神経質になってしまっても不思議ではありません。家から

一歩外に出るだけで，新型コロナウイルスがウヨウヨしているのではと心配でたまらない人もいるかもしれません。でも，めったやたらに心配し過ぎるのは体によくありません。どうせ心配するなら正しく心配しましょう。

　では，どこに心配したらいいでしょうか。言いかえれば，新型コロナウイルスはどこにいるか，ということですが，前にお話したようにウイルスは宿主（人間や動物）の体内細胞の中でしか，生きることも増えることもできません。つまり，新型コロナウイルスは，感染した人の体の中にいるのです。これが大原則です。ここで目に見えないウイルスを見える化するために，あえて乱暴な言い方をすれば，「人に気をつけろ！」ということです。誤解のないように言っておきますと，決して「人を毛嫌いしろ」とか「敵視しろ」という意味ではありません。あくまで，ウイルスの居場所として最も注意しなければならないのが人の体

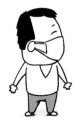
お互いさまですね。
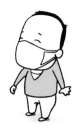

内という意味であって，これはお互い様であるという意識をみんなで共有することが大切なのです。

そして人間の体内以外に，もうひとつ注意しておきたいところが，新型コロナウイルスが付着した環境中の表面部分です。具体的には，私たちが日常生活において習慣的に頻繁に手が触れる場所ということになります。なぜ，そんなところにいるかというと，新型コロナウイルスを持った人が，咳やくしゃみをした際にそれに伴って外に出た飛沫が直接的に環境の表面に付着する，あるいは咳やくしゃみの際に口や鼻を覆った手で環境の表面に触れることで，そこにウイルスが付着するからです。ある報告では，新型コロナウイルスは，ボール紙の表面では 24 時間以内，ステンレスやプラスティックの表面では最大3日生き続けると言われています[5]。

このように感染者から飛沫にまじって外に出たウイルスは，外に出てからもしばらく生き続けています。生きているということは，もし次の人の体の中に入れば，またそこで増殖する感染力を保持しているということです。特に人が頻繁に触れる場所は自分も触れる可能性が高いわけで，つまりウイルスを受けとる可能性が高い場所というこ

とになります。例えば，街に出かければ，階段の脇に手すりがあって，無意識につかまることもあると思いますが，手すりは不特定多数の人々が触ります。もしかしたら，ウイルスを手に付着した人が触ったかもしれません。電車やバスのつり革，エレベーターボタン，銀行の ATM の操作パネル，公園のベンチの手すりなども要注意です。こうした不特定多数の人々が日々触れる場所には，生きたウイルスがいる可能性があることを想定しておかなければなりません。

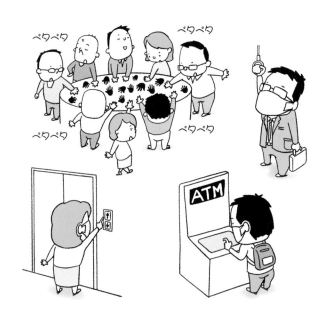

🫧 新型コロナウイルスはどうやって感染するの？

　感染を防止するためには，その病原体が，どこからどうやって感染するのかを知っておくことが重要です。新型コロナウイルスは，口，鼻，目から私たちの体の中に入って感染することがわかっています。ウイルスが口，鼻，目の内側の粘膜に付着して，そこから咽頭～気道～気管支へと呼吸器系のルートを侵攻していきます。

　しかし，いったん人の体の中に入ったウイルスは，自力では外に出ることができません。感染者の唾液や咳やく

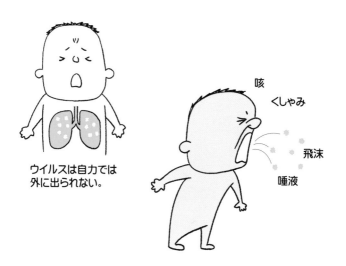

ウイルスは自力では
外に出られない。

咳
くしゃみ
飛沫
唾液

しゃみの際に排出される「飛沫」の中に紛れて外へ出ていきます。新型コロナウイルスの移動手段は「唾液」と「飛沫」なのです。つまり，「飛沫」を直接吸い込まない限り，そして「唾液」や「飛沫」の付着した場所に触れない限り，新型コロナウイルスに感染することはありません。

　ただ，ひとつだけ注意しておきたいのは，飛沫は，咳やくしゃみをした時にだけ出るとは限らないということです。大声を出して叫んだり，歌ったり，はしゃいだりすれば，

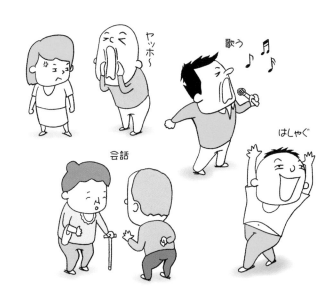

沢山の飛沫をまき散らすことになります。それだけでは
ありません。立ち話とかで普通に会話しているだけでも
知らず知らずのうちに私たちの口から飛沫は出ているの
です。

　さて，ここで感染経路について少し触れておきたいと
思います。感染経路というのは，病原体が元々いた場所
から宿主の体にたどり着くまでの道のりのことです。この
感染の道のりは，病原体が宿主の体内に入るまでの移動
手段によって「飛沫感染」「接触感染」「空気感染」の３つ
に分かれます。飛沫感染は，ウイルスなどの病原体を含
んだ「飛沫」が，感染者の口や鼻から飛び出して，それを
別の人が直接吸い込んでしまうことによって起こる感染
です。接触感染は，手などに病原体を付着したまま，別
の人に接触した際に病原体がその人の体表面に移ってそ
こから起こる感染です。病原体を含んだ「唾液」や「飛沫」
あるいは「血液」や「体液」が付着した手も接触感染の原
因となります。空気感染は，空気中を浮遊する飛沫核（飛
沫の周囲にある水分が蒸発して残った小さな粒子）の中に
潜んでいる病原体を吸い込んでしまうと起こる感染です。
新型コロナウイルスの感染経路は，主に飛沫感染と接触
感染であることが知られています[6]。

ところが，これら2つの感染経路のほかに新型コロナウイルスには「空気感染」に近いタイプの感染がある可能性も指摘されています。「空気感染」というのは，空気中を浮遊する病原体を含んだ飛沫核を吸い込んで起こる感染で，これによる感染症として結核，麻疹，水痘が知られています[7]。はじめにお断りしておきますが，新型コロナウイルスが「空気感染」を起こすという話ではありませ

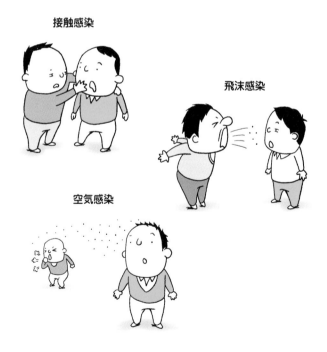

接触感染

飛沫感染

空気感染

ん。もし，そんな衝撃的な事実があれば，私たちはうかつに外に出ることもできなくなってしまいます。

　「空気感染」に近いタイプと申し上げたのは，感染者の咳やくしゃみによる「飛沫」を直接吸い込む一瞬の感染ではなく，ほんの少しの間だけ空気中に残った感染性の粒子（これをエアロゾルと言います）を吸い込むことで起こる感染という意味です。こうした感染は，換気されていない密閉空間で複数の人々が密になって騒いだりしている特殊な状況（感染リスクが高い状況）が生まれると起こるかもしれないことが指摘されています。したがって，このような環境に長時間，身を置かなければならない場合は，こまめな換気（30 分に 1 回以上の換気で，窓を全開して数分間行う）が必要となります。

距離のこと

　冬のインフルエンザ流行シーズンになると，「マスク」と「手洗い」が感染防止の重要なキーワードになります。しかし，新型コロナウイルス感染症の出現により，新たなキーワードが加わりました。「身体的距離」です[8,9]。今や「距離をとりましょう」が，私たちの日々の生活のキャッチフレーズとなっています。

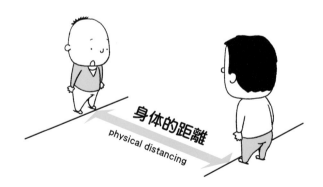

身体的距離
physical distancing

　身体的距離とは，人と人との間の物理的な距離のことです。新型コロナウイルス感染対策においては，感染が起こらない2mの空間的距離を意味します。一般的には「社会的距離（ソーシャル・ディスタンシング）」という言葉が普及していますが，この用語は「人々の人間関係を変える」「家族や友人と分離する」などの意味でとらえる人がいるため，誤解を避けるために「身体的距離」と表現されるようになりました。厚生労働省が公表している新型コロナウイルスを想定した「新しい生活様式」の実践例[9]の中でも「身体的距離の確保」と記されています。

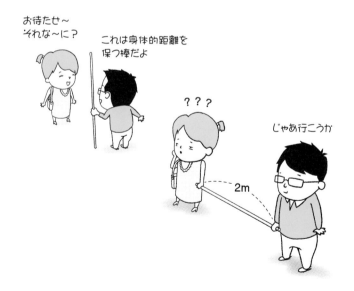

🍃 身体的距離の確保

　感染性の強い活きのいいウイルスが潜んでいるのは，人の体の中です。そのウイルスは，飛沫をまとって口や鼻から飛び出すことでしか外に出ることはできません。飛び出したウイルスの飛行距離（飛沫が飛ぶ距離）は，個人差はあるものの1〜2m程度と言われています。つまり，口や鼻から飛び出したウイルスは，だいたい2mまでの地面に落下するということです。

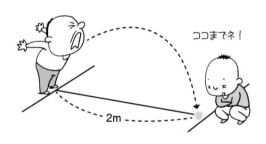

ココまでネ！

2m

　「身体的距離」とは，ウイルスを含んだ飛沫が口や鼻から飛び出して地面に落下するまでの飛行距離で，この飛行距離（2m）が新型コロナウイルスに直接感染するか否かを決める目安の距離ということになります。ウイルスが飛んできてもあなたに届かなければ，感染することはあり

34

ません。そうです。「身体的距離」とは，仮にウイルスが
飛んできてもあなたに届かない距離ということです。後
で詳しくお話しますが，マスクはお互いが排出したり，吸
い込んだりするウイルスの量を減らすことはできますが，
100％阻止することはできません。しかし，「身体的距離」
を確保すれば，ウイルスの侵入を 100％阻止できるのです。
つまり，「身体的距離」こそが直接的な感染を防ぐ最大の
武器なのです。

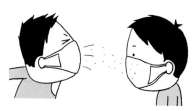

マスクはウイルスの侵入量を減らすが，
100％の感染防止はできない。

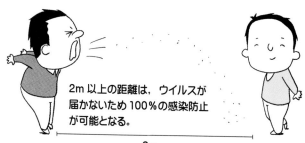

2m 以上の距離は，ウイルスが
届かないため 100％の感染防止
が可能となる。

2m

日本の伝統的な武道のひとつに剣道があります。剣道の試合では「間合い」と呼ばれる相手との距離のとり方がとても重要であるとされています。「間合い」とは，二人の剣士がお互いに相手に向かって竹刀を構え，互いの竹刀の先が触れるか触れないかの距離のことで，そこから一歩踏み込めば，相手に打撃が届き，一歩引けば，相手の打撃をかわすことができる距離です。剣道の世界では，相手との距離のとり方が勝負のゆくえを左右するとされ，「間合い」を制する者は勝負を制すると言われています。

　「身体的距離」も一種の「間合い」と考えることができます。こちらが一歩踏み込めば，相手にウイルスを直接届

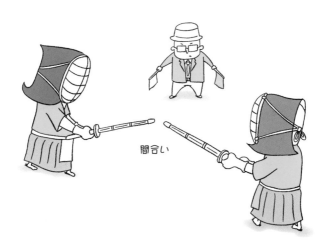

間合い

けてしまったり，逆に相手からウイルスを直接受けとってしまうことになり，一歩引けば，お互いにウイルスのやりとりをしなくて済み，ウイルスは行き場を失うことになります。剣道風に言えば，「身体的距離」を制する者は，ウイルスを制するのです。

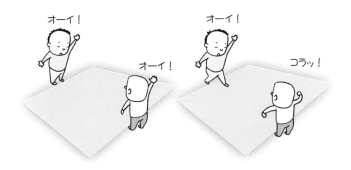

3つの密

では，「身体的距離」を制するにはどうしたらよいでしょうか？私たちが「身体的距離」を確保する相手は，剣道の試合と違って1人とは限りません。たいていの場合，相手は複数であなたの周囲にランダムに存在しています。そうした人たちすべてと「間合い」をとることは，現実の生活ではほぼ不可能です。そこで出てきたのが「密」を避けるという考え方です。「密を避けましょう」は今や私

たちの合言葉になっています。「密」も「身体的距離」も空間的な距離を問題にしたものです。つまり，1対1の点と点を結んだ線でなく，1対多で形成される空間にどう対応していくかということです。

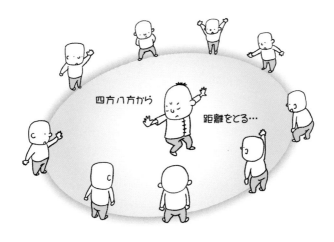

四方八方から
距離をとる…

　避けるべき「密」には3つあります。ご存じのように「密集」「密接」「密閉」ですね。これら3つの「密」は，いずれも「身体的距離」が確保できず感染リスクを高める状況を指しています。密集は文字通り，室内，屋外を問わず，複数の人と人の間に「身体的距離」が到底確保できない状況です。密接は2人でも成立します。お互いが手の届く距離で話したり，歌ったりするのも密接にあたります。

密閉は限られた空間中の空気の問題です。人々の吐いた
呼気の逃げ場がない空間に2人以上がいる状態です。

　これら3つの「密」は，それぞれ単独で感染リスクを高
める空間的状況ですが，実際は単独で起こるよりも，複
数の組み合わせで起こるほうが圧倒的に多いと考えられ
ます。密集する場所では，必然的に密接になります。た
とえば，通勤・通学のラッシュ時の駅のホームなどですね。
密接と密閉の組み合わせが生まれる場所としては，たと
えばカラオケボックスがあります。現にカラオケ店での集

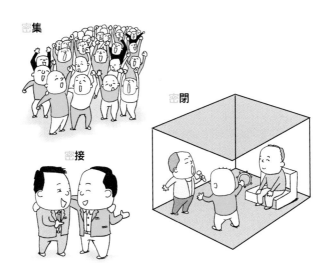

団感染が起こっています。そして密集，密接，密閉を同時に満たすまさに3密の状態としてはライブハウスやスポーツジムなどがあります。こうした場所でも実際に集団感染が起き，大きく報道されました。その他にたとえばバーゲンセールやタイムセールなんかも時に凄まじい3密を生む状況として容易に想像できると思います。

　これらの「密」が生まれる場所にウイルスを持った人が紛れ込んでいて，そこにいる人々がマスクを着けていなければ，感染リスクは大きく跳ね上がります。たとえ，全員がマスクを着けていたとしても，マスク自体の防御力は完璧ではないため，感染リスクは相当高い状況にあると考えるべきです。だからこそ，私たちは「密」になる場所にできるだけ自分の身を置かないことが重要なのです。

● 濃厚接触って？

　人と人の空間的な間隔が「密」な状態にある場所で感染が起きてしまった場合，PCR検査陽性で新型コロナウイルスの感染が明らかになった人と一緒にいて，その感染者と感染するに十分な接触があったと考えられるケースを「濃厚接触」と言います。

　では，濃厚接触とは具体的にどんな接触を言うのでしょうか？感染者（PCR検査で新型コロナウイルス陽性の結果が出て患者として確定した人）が出ると，感染の拡がりをできるだけ小さくくい止めるために，感染者の周辺にいて感染の可能性がある人々を追跡調査でたどっていく必要があります。これを積極的疫学調査と言いますが，ここで調査対象としての条件を満たす人を「濃厚接触者」としています。

　積極的疫学調査で「濃厚接触者」と定義される人の条件は，「患者（確定例）」と発病日の2日前から接触した人で以下のいずれかに該当する場合とされています。
　①新型コロナウイルス感染症が疑われる人と同居ある

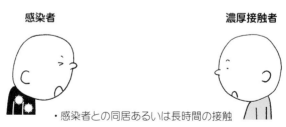

感染者　　　　　　　　　**濃厚接触者**

・感染者との同居あるいは長時間の接触
・防護具を着用せず感染者をケア
・感染者の飛沫，体液などに直接接触
・感染者に触れる，1m以内で15分以上の会話

いは長時間の接触（車内，飛行機内などを含む）が
あった。

②適切な感染防護をせずに新型コロナウイルス感染症
が疑われる患者を診察，看護もしくは介護していた。

③新型コロナウイルス感染症が疑われる人の気道分泌
液もしくは体液などに直接触れた可能性が高い。

④その他として，手で触れたり，対面で会話すること
が可能な距離（目安として 1m）で必要な感染予防策
なしで「患者（確定例）」と 15 分以上の接触があった
（患者の症状やマスクの使用状況などから患者の感
染性を総合的に判断する）[10]。

　誤解してはいけないのは，疫学調査のために定義され
た「濃厚接触」は，あくまで感染している可能性のある
人を突き止める上での決め事であって，私たちが感染防
止のために日常生活で避けるべき接触のあり方とは，同
じではないということです。例えば，感染者と 1m 以内で
対話した時間が 15 分に満たなければ感染しないのか。14
分なら大丈夫なのか。そうとは言い切れません。そもそも，
私たちが日頃関わりを持つ人が，実は感染者であるとか，
感染の疑いがある人かなんてことは，わかるはずもあり
ません。「濃厚接触」かどうかは，感染者が判明してはじ

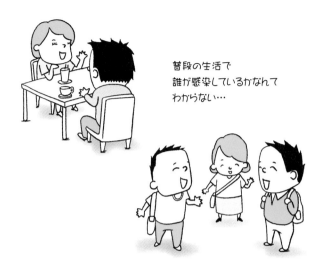

普段の生活で
誰が感染しているかなんて
わからない…

めて規定される概念です。つまり，「濃厚接触」の定義と
現実の感染リスクはイコールではないのです。ただ，「濃
厚接触」に該当する関わり合いは，感染リスクを生む可能
性が極めて高いと言うことはできます。したがって，私
たちは，どうすると感染するリスクが生まれるかという一
つの目安として「濃厚接触」の概念をとらえ，自分たちの
生活に落とし込んでいくことが大切なのです。

マスクのこと

マスクを着ける意味

　今や私たちの生活にマスクは欠かせません。新型コロナウイルスがなかなか収まってくれないことから，マスクなしで外出することは許されない風潮が世の中にいきわ

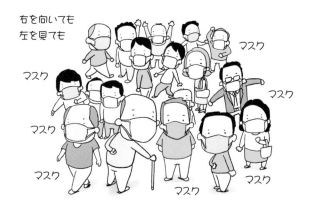

右を向いても
左を見ても

マスク

マスク

マスク

マスク

マスク

マスク

マスク

たっています。そんなマスク社会になってしまいましたが，ここであらためてマスクの必要性について少し考えてみたいと思います。

　マスクは口と鼻を覆うために使うものです。では口や鼻を覆う目的は何でしょう？恐らく，みなさんの感覚としては，「口や鼻からウイルスが入って感染しないために…」という意識だと思います。しかし，私たちが使っているマスクに過度な期待をしてはいけません。一般に使用されているマスクは，不織布マスクと呼ばれるものですが，このマスクにウイルスの侵入を防ぐ100％の性能はないのです。ただ，口や鼻から入ってくるウイルスの量を減らすことはできます。

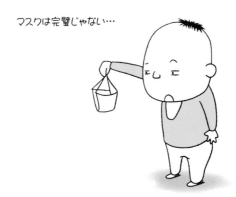

マスクは完璧じゃない…

こんな報告があります。新型コロナウイルスについてマスク着用の有無と感染群・非感染群の感染率をハムスターで実験したところ，感染率の高い順から「感染群・非感染群ともにマスクなし＞感染群マスクなし・非感染群マスクあり＞感染群マスクあり・非感染群マスクなし＞感染群・非感染群ともにマスクあり」[11] でした。これは，マスクを着用することで排出するウイルス量も吸い込むウイルス量も減少させることを意味しています。

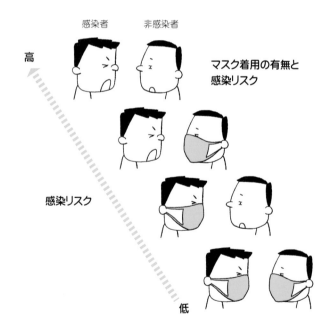

感染者　　　非感染者

高

マスク着用の有無と
感染リスク

感染リスク

低

　ではあらためて，マスクで口や鼻を覆う目的は何でしょう？みなさんは「咳エチケット」という言葉をご存じでしょうか？おそらく一度ぐらいは見聞きしたことがあるのではないかと思います。新型コロナウイルスが出現するずっと前からインフルエンザの流行シーズンになると，「咳エチケット」の啓発ポスターが病院や駅など街のあちらこちらに貼られていますから，ご覧になった方もいらっしゃると思います。

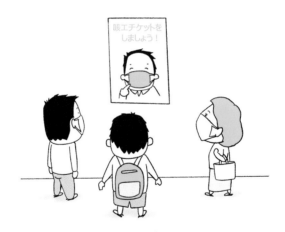

　「咳エチケット」というのは，咳やくしゃみといった症状がある人が周囲に飛沫を飛ばさないために行うもので，マスクを着用したり，咳やくしゃみのたびに口を手やティッシュで覆うといった行為を指します[12]。咳やくしゃみは呼

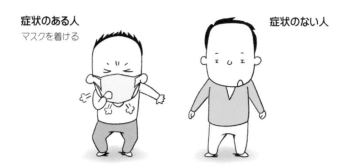

症状のある人
マスクを着ける

症状のない人

吸器系の感染症の代表的な症状です。こうした症状のある人は感染の疑いがあるとして，周囲の人々に感染を拡げないことを目的に考案された感染防止策が「咳エチケット」です。言いかえれば，症状がない人はマスクを着用する必要はないということです。マスクは「感染しないためにするものではなく，周囲に感染を拡げないために行う」。これが「咳エチケット」の基本的な考え方です。

　では，新型コロナウイルス感染症とマスクの問題に絞って考えてみましょう。新型コロナウイルス感染症において，もし咳やくしゃみなどの明らかな症状がある人だけが感染者であるということであれば，症状のある人だけがマスクを着け，症状がない人はマスクを着けなくてもよいということになります。ところが，新型コロナウイルス感染

症に関しては，そう単純にはいかないようです。新型コ
ロナウイルスに感染してもすぐには症状は出ません。実は
症状が出る2日ほど前から感染者の体内ではウイルスの
増殖がみられ，症状が出る前（発症前）が周囲の人に最も
感染させるリスクが高いことがわかってきました[13]。さら
に厄介なことは，感染していても無症状のままで治ってし
まう人が相当数（数%〜60%）存在するということです[13]。

　これらの人々は症状がない間は，当然，感染している
自覚もないわけですから，本人が知らず知らずのうちに
ウイルスを周囲に拡散させてしまう可能性があり，しかも
その期間が感染させる力が最も強いのです[13]。そうなる
と，症状がある人だけがマスクを着用するという「咳エチ

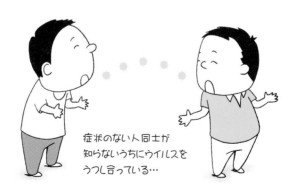

症状のない人同士が
知らないうちにウイルスを
うつし合っている…

ケット」の考え方では対応しきれません。ウイルスが体内にいても無症状のことがあるという括りには，私たちすべてが当てはまるからです。もしかしたら自分は感染していて，単に症状がないだけなのかも知れない。だとしたら，周囲の人々に感染を拡げてしまうかも知れない。お互いがそう考え，人と接する時には，"お互いに必ずマスクの着用を！"というのが，新型コロナウイルス感染防止における「咳エチケット」ということになります。

　このようにお互いが感染させるかもしれない立場にあることを前提として，周囲にまき散らすかも知れないウイルスの量を減らすためにマスクを着用する考え方を「ユニバーサルマスク」と言います[14,15]。「ユニバーサルマスク」

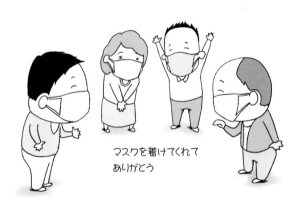

マスクを着けてくれて
ありがとう

とは，お互いにとって相手（周囲の人々）に感染させない
"思いやりのマスク"なのです。

☁マスク着用のTPO

　このようにマスクは私たちにとって感染リスクを減らす
大切なツールなのですが，そうは言っても，四六時中，
マスクを着けているわけにもいきません。ここで大切なの
がマスク着用のTPO（時・場所・場合）です。つまり，感
染を防ぐために必要な時に，必要な場所で，必要な場合
に着用することが，効果的であるということです。逆に
言えば，不要な時，場所，場合にはマスクを着ける必要
はありません。

　外を歩いていると，すれ違う人たちはみんなマスクを
着けています。右を向いても左を向いてもマスク，マスク，
マスク。むしろマスクをしていない人を見つけるほうが大
変なくらいです。新型コロナウイルスが出現する前なら想
像もできなかった風景がそこにあります。ほんの数ヵ月の
間にノーマルとアブノーマルがすっかり逆転してしまいま
した。周囲に人があまりいない閑散とした場所であっても，
みんなマスクをしています。

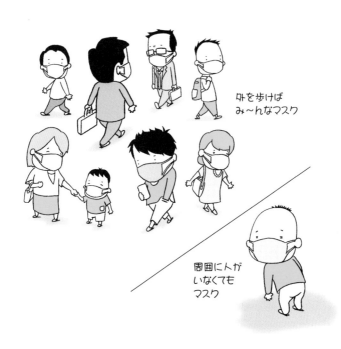

外を歩けば
み〜んなマスク

周囲に人が
いなくても
マスク

　こうした状況の背景には2つの要因が考えられます。ひとつは「マスクさえ着けていればダイジョウブ」という科学的根拠のない安心感。もうひとつは，みんながマスクを着けているから自分も…という同調圧力です。

　ひとつ目のマスク着用による安心感ですが，前にもお話したように，マスクは，排出したり，吸い込んだりするウイルスの量を減らすことはできますが，完全には感染を

防ぐツールではありません。マスク着用の意味は，お互いがウイルスを持っていることを前提に，排出したり，吸い込むウイルス量を少しでも減らすことにあり，それによって感染する人を1人でも減らすことです。これが「ユニバーサルマスク」の根幹にある考え方です [15]。

　もうひとつの同調圧力ですが，これが非常に厄介です。周囲の人々がマスクを着けているから自分も着けなければならないというのは，感染リスクが考えられる状況であれば，正解です。しかし，感染リスクのない閑散とした場

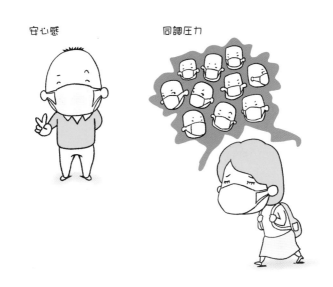

安心感　　　　　同調圧力

所であってもマスクを着用し続けることは，感染防止では
ありません。不要のマスク着用は，むしろ感染リスクを生
む隙を与えてしまうことさえあるのです。

　たとえば，あなたがマスクを着けて街中を歩いている
とします。混雑したところを歩いているのであれば話は
別ですが，そうでなければ，感染防止対策としてのマス
クの着用は不要と考えてよいでしょう。それでもあなた
はマスクを着けて歩いています。そこへ向こうからしばら
くぶりの友人にバッタリ遭遇して，立ち話になりました。
話し込むうちにだんだんマスクが邪魔になって，友達同士
だからということで気がゆるんで，はずしてもいいか，と

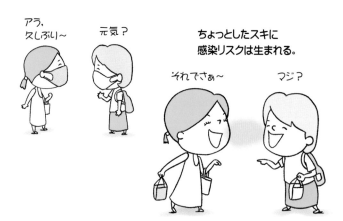

なり，お互いがマスクをはずして会話を続けたとします。そうしてあっという間に 20 分，30 分が経ちました。ここでもし，自分か相手のどちらかがウイルスを持っていれば，濃厚接触が成立してしまうのです。

このように不要な時にマスクを着け，必要な時にマスクを着けないという本来の感染対策とは逆行した行動が不幸を招くのです。我慢してマスクを着け続けて歩いていても，いざという場面でマスクをはずしてしまっては，元も子もありません。要と不要を取り違えては，感染防止にならないのです。こうした間違いを回避するためにマスク着用の TPO を身につけておくことが大切なのです。

☁マスクと距離

マスクを着用する必要があるか否かの決め手は，あなたと周囲の人々との"距離"です。この距離は，すでにお話したように人が口や鼻から出す飛沫の飛行距離（2m），つまり，「身体的距離」のことです。したがって，お互いの「身体的距離」が 2m 以上であれば，仮にあなたの前に感染者がいて，その人が飛沫を飛ばしたとしても，ウイルスはあなたの口や鼻には届かないわけです。実に単純明

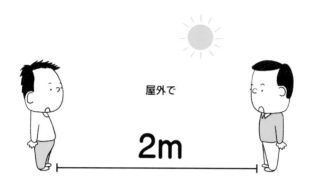

屋外で

2m

解な話です。これがマスクを着用するかどうかを決める大原則となります。ただし、これはあくまでも屋外での話です。建物の中、室内では、たいていの場合、人と人との間に 2m の「身体的距離」を確保することは状況的に難しいと言えます。しかも四方八方でその距離を確保するのは不可能に近いですね。

　屋外に限定してお話しますと、あなたを中心に半径 2m 圏内に人がいない状況であれば、マスクを着ける必要はありません。散歩などのように普通に外を歩いているだけなら、人混みでない限り、マスクは必要ないのです。心配性な人は、向こうから来た人とすれ違う時は、2m 以内のこともあるから「やはりマスクは必要だ」と考えるかもしれません。特に都会の街中であれば、すれ違う瞬間は、

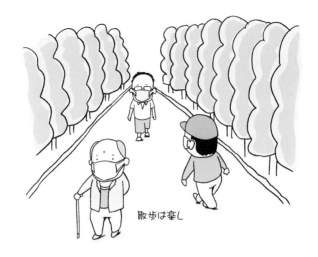

散歩は楽し

2m どころか，10cm ぐらいのこともあるでしょう。もしすれ違う瞬間にあなたに向かって咳やくしゃみをしたり，大声で話かけたりする人がいれば，感染リスクとして考えなければいけませんが，そんな特殊な状況は通常は考えにくく，すれ違いざまにウイルスを受けとる可能性は極めて低いと考えられます。

　ただ，注意しておきたいのは，友だちなどと並走してジョギングしている時です。ジョギングの場合，普通に歩いている時より呼気（吐く息）が強いですから，会話しながら走っていると飛沫が飛んでくるかもしれない点が心配の

タネではあります。そういう場合には、「ジョギング中は相手の方を見て話しかけない」「どうしても話しかける時には正面を見ながら話す」もしくは「息が苦しくなるけれど、マスクを着用してから相手の方を向いて話しかける」といった配慮があるといいですね。こうしたお互いへの"思いやり"が、最大の感染防止につながるのです。

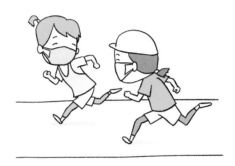

　では、マスクを必ず着用しなければならないのは、どんな時でしょう。それは、あなたを中心に半径 2m の距離を保てない空間に身を置く場合です。具体的には職場や学校などの建物の中、電車やバス・タクシーなどの乗り物の中、地下街、混み合う駅構内やホーム、銀行、スーパー、コンビニ、ドラッグストアなどなど、私たちが日常生活、社会活動の営みに欠くことのできない場所です。また、これらの場所は仕切られた空間ですから、いくら換気が適

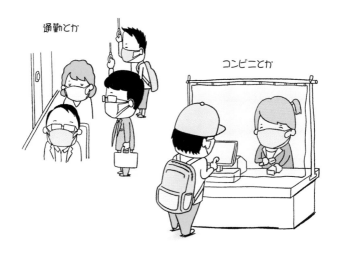

切に行われていたとしても，屋外に比べればウイルスが空間に滞在しやすい環境と言えます。マスク着用のTPOとして2mの「身体的距離」を確保できない時，確保できない場所，確保できない場面ではお互いの感染防止のためにマスクを着用することが必要です[16]。2mの「身体的距離」を保てる屋外ではマスクをはずし，保てない屋内に入る時にマスクを着用するといったように感染リスクの高低に応じてマスクを使いこなすメリハリのある感染防止行動が必要です。これが効率的，効果的に「正しく恐れる」ことであり，これから私たちが身に着けておきたいマスク生活のあり方なのです。

手洗いのこと

　新型コロナウイルスに対する感染対策としてマスクと並んで重要なものに「手洗い」があります。なぜ「手洗い」が必要なのでしょうか。

🌥 手洗いが必要なわけ

　人は1日の生活の中で環境中の実に様々な表面に手を触れています。その手にウイルスが付着していれば，触れた場所にウイルスが付着してしまいます。特に外では，あなたが触れるところは，他の人々も触れる頻度が高いわけですから，容易にウイルスを受けとったり，あるいは他の人々に間接的にウイルスを渡してしまう場であると考えられます。つまり，私たちの手は，自分にも他人にも感染リスクをもたらす可能性を持っているということです。

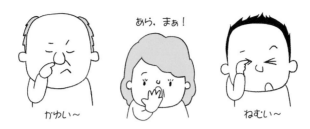

しかも人間は無意識のうちに手で首から上を触っています。そして新型コロナウイルスは，目，鼻，口から侵入することが知られていますからウイルスが付着した手が口元にいったり，鼻を触ったり，目をこすったりすることは，ウイルスを自らの体内に運び込む行為となり，感染リスクはグンと跳ね上がります。こうしたリスクを避けるためには，手の表面からウイルスを排除しておかなくてはなりません。そのために行うのが「手洗い」です。

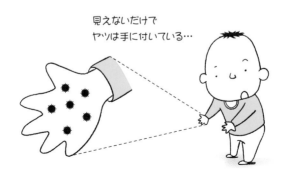

そもそも「手洗い」自体は，決して難しい行為ではありません。その一方で，手を介した間接的な感染が起こるなんて言われても，ピンとこない側面があります。これがマスクと大きく違う点です。マスクの着用は直接的に口や鼻を覆う行為ですから感染防止をしている感覚がありますが，「手洗い」によって感染防止をしているという実感は意外と持ちにくいものです。しかし，直接飛んでくる飛沫と並んで自分が感染したり，周囲に感染を拡げたりする要因になっているのは，ウイルスが付着した手指であることは多くの専門家が指摘しています。日々の活動の中で人間が最もよく使う身体部位は手指です。私たちは，毎日数えきれないほどのモノに触れたり，握ったりしています。こうした手を使った人間の行動・営みがウイルスの行き場を作る一端を担っているのです。

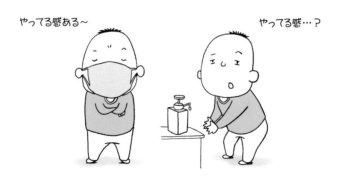

やってる感ある～　　　　　　　　やってる感…？

　「手洗い」というと，水と石けんでゴシゴシ洗い流すとかアルコール消毒液を擦り込ん殺菌する手指の消毒があります。「手洗い」という行為自体は，私たちの生活に身近なものです。こどもの頃，学校から帰ってきて，「さあ，おやつだぁー」というその前に「手を洗ってからネ」と躾けられたものです。なぜか。外で雑菌が付いたままの手でおやつを食べると，雑菌がお腹に感染して，お腹をこわすかもしれないからです。実際にお腹をこわすかどうかは別として…。トイレで用を足した後の「手洗い」も単に不潔，清潔という問題だけでなく，感染防止としての衛生上の意味合いがあります。インフルエンザの流行シーズンになれば，いろんな建物の入り口にはアルコール

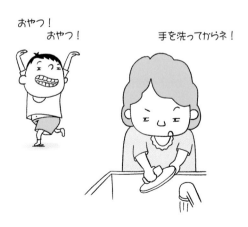

消毒薬のボトルが設置してあって，中に入って来る人に手指消毒をお願いするようになってきました。このように私たちには，幼い頃から普段の生活の中で「手洗い」を通して知らず知らずのうちに感染防止行動を学び，身につけ，実践する土壌があります。

メモ：**アルコールとコロナウイルス**

　新型コロナウイルスにアルコール消毒が有効な理由は，このウイルスがエンベロープウイルスと呼ばれるタイプだからです。エンベロープとは，ウイルスの遺伝子を包んでいる被膜のことですが，このエンベロープは脂質と糖タンパクからできています。アルコールは，この脂質を溶かしてウイルスを破壊します。インフルエンザウイルスもエンベロープウイルスであるため，アルコール消毒が有効です。ちなみに，ノロウイルスはエンベロープを持たないので，アルコール消毒の有効性は低下します。

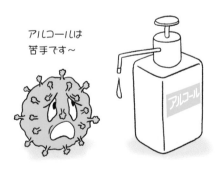

アルコールは
苦手です〜

　新型コロナウイルス対策としての「手洗い」の目的は，大きく分けて2つあります。ひとつは，ウイルスが付着した手で自分の目，鼻，口に触れて，そこから感染してしまうことを防ぐためです。もうひとつは，ウイルスを外部から持ち込まない，あるいは外へ持ち出さないためです。外から家に持ち込まない。職場，学校，お店，公共施設などの建物の中に持ち込まない。これらの場所から持ち出さない。そのために「手洗い」によって，その都度，手指からウイルスを排除しておくことが必要なのです。ウイルスが付着した手で不特定多数の人たちが頻繁に触れる環境中の表面部分に触れてしまうと，そこがウイルスに汚染され，他の人たちがそこに触れることによってウイルスの拡散を招いてしまいます。これはインフルエンザウイルスにおいても同様のことが言われてきましたから，何も特別なことではありません。

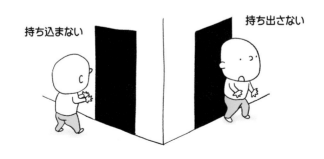

☁ 手洗いのポイントはタイミング

　さて，誰でも生活の中でやっている「手洗い」ですが，感染防止としてしっかりやろうとすると，実は意外に難しい面があります。「手洗い」あるいは「手指消毒」には洗い残しができないようにする正しい洗い方というものがあります。手のひら，手の甲，指間，指先，手首をしっかり洗わなくてはなりません。慣れればそう難しいことではありませんが，毎回行うのは結構大変かもしれません。しかし，それより難しいことがあります。それは「いつやるか」というタイミングです。よく「手洗いはこまめにしましょう」と言われますが，やたらとやればいいというものではありません。いくらやっても，それが感染防止にならなければ意味がないからです。

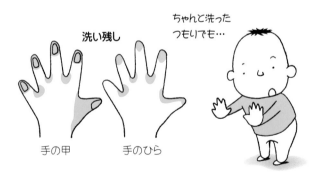

ちゃんと洗ったつもりでも…

洗い残し

手の甲　　　手のひら

　新型コロナウイルスの感染対策としての「手洗い」は，回数の点において，コロナ以前にやっていた「手洗い」とは比較にならないほど多くなり，食事前とかトイレ後の「手洗い」程度では済まなくなりました。回数が増えるのは仕方がないとして，だからこそ効率的，効果的な「手洗い」が重要なのです。ここで大切なのがタイミングです。どういうタイミングで「手洗い」するのが効果的か。ズバリ言えば，答えは「手が汚れた後」ということです。実に当たり前の話ではありますが，実際の生活の中でこれを実践するのは，意外と難しいのです。なぜなら，私たちは1日の生活の中でどこで，いつ手が汚れたか，なんていちいち自覚していませんし，第一，汚れているかどうかは，目に見えないこともあるからです。では何を基準にしたらよいでしょうか？それは「何かに触れたかど

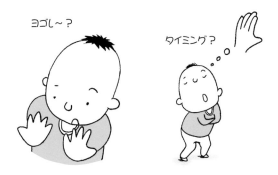

うか」ということです。自分の手が汚れているかどうかが
わからなくても，何かに触れたら手洗いをするということ
を常に意識しておくことが大切です。

🌥日常生活での手洗いのタイミング

　ここで1日のスタートである朝の生活をみてみましょう。
家の中には新型コロナウイルスがいないことを前提にス
タートします。起床して，歯を磨き，顔を洗って，朝食を
とり，トイレに行く。ここまでは，せいぜい朝食前やトイレ
後の「手洗い」ぐらいですね。家にいる間は，新型コロ
ナウイルス対策としての「手洗い」は必要ありません。
問題は一歩外に出てからです。

　職場に行く，学校に行く，買い物に行く，病院に行く，
その他いろんな用事で，私たちは毎日のように家から外
に出なくてはなりません。もちろん，できるだけ人との「身
体的距離」(2m以上)を確保します。しかし，屋外でもそ
れが無理な状況であったり，建物の中に入る時はマスク
を着用します。これで鼻や口から吸い込んだり，もしかし
たら自分が排出するかもしれないウイルスの量を大きく減
らすことができます。

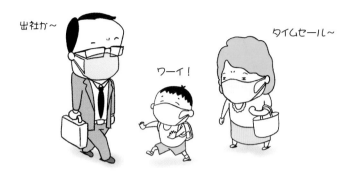

　問題は手です。私たちは，家から一歩出れば，無意識のうちにいろんなモノに触ります。通勤や通学やいろんな用事で電車やバスなどの乗り物に乗れば，つり革や手すりにつかまったりしますし，無意識のうちにいろんなところに触れます。バスに乗って，次が自分の目的地であれば，降車ボタンを押すこともありますね。乗り物から降りて，職場や学校，病院などの目的地まで歩いている途中に信号で立ち止まれば押しボタンを押すこともあります。途中でコンビニに寄って買い物をすれば，会計のレジでパネルにタッチすることもありますね。銀行のATMを利用する時は，必ず画面操作が必要です。その他にも数えあげたらキリがありません。このように朝の限られた時間を切り取っただけでも，ウイルスに遭遇するたくさんの感染リスクが私たちを待ち構えているのです。

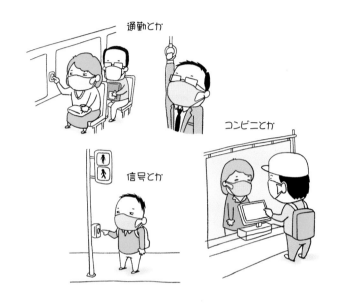

通勤とか

信号とか

コンビニとか

　感染リスクがあるところとは，不特定多数の人たちが頻
繁に触れるところです。不特定多数の人たちというのは，
普段どんな生活をし，どんな行動をとっている人たちな
のかわかりません。中には，もしかしたらどこかで知らず
知らずのうちにウイルスが手に付着している人がいるかも
しれないのです。そうした人たちが触れた場所にあなた
の手が触れれば，あなたはそこでウイルスを受けとってし
まう可能性が生まれるわけです。「そんなの考えすぎだ
よ」と思われるかもしれませんが，目に見えないウイルス

を相手に感染を防止するとなれば，決して考えすぎでは
ないのです。

　今，自分が触れているところには，ウイルスが付着して
いるカモシレナイ。この「カモシレナイ」と想像すること
が感染防止にはとても大切なのです。たとえば，自動車
を運転していて，車道の脇に停車している車があったとし
ます。その横を通り過ぎる時は，徐行運転でゆっくり通り
過ぎなければならないと教習所で習います。なぜ徐行運
転が必要かと言えば，停車中の車の陰から誰かが飛び出
して来るカモシレナイからです。実際には飛び出しがな

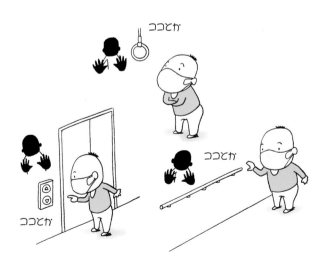

かったとしても，カモシレナイと想像力を働かせることが，交通事故を未然に防ぐことになるのです。感染防止もこれと同じです。

　では，日常生活においてどのタイミングで手を洗えばよいでしょう。常にアルコール消毒薬を携帯している人であれば，何かに触れたらその都度，手指を消毒することも可能でしょうが，現実的にはそうもいきません。

　外出時には，スーパーやコンビニをはじめとする不特定多数の人々が出入りするお店に入る時とお店から出る時は，その都度，出入り口に設置してあるアルコール消毒薬で手指消毒を心がけることがポイントとなります。職場には，オフィスの出入り口のドアノブやパソコン類，コピー機など複数の社員が共用する事務機器がたくさんあると思われます。こうした共用物品を使用する際は，物品に触れる前や触れた後に1人ひとりが最寄りに置いてあるアルコール消毒薬を使って手指消毒を心がけることで社内でのウイルスの受け渡しを阻止することができます。そして，帰宅したら家の中にウイルスを持ち込まないために真っ先に手指消毒をすることが大切です。理想的には，アルコール消毒薬を携帯しておき，家に入る前に玄関前で

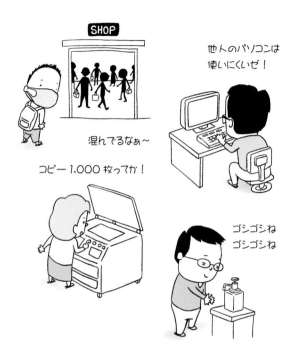

消毒してから中に入るようにすれば，玄関のドアノブの汚染を防ぐことができます。

　このように自分が移動した先にウイルスを持ち込まない，自分のいた場所からウイルスを持ち出さないことを意識しておくことが，外出時の適切なタイミングでの手洗いにつながっていくのです。

コロナと暮らし

🍃 暮らし方改革はじまる

　現代社会は，世界中の人々の様々な思惑を反映して猛スピードで動き続けています。新型コロナウイルス感染症の流行は，その動きに急ブレーキをかけました。これに伴う社会，経済への影響は，仮に今回の新型コロナウイルスが 100 年前に出現したとして，その時の影響と比べると，計り知れないほど甚大であろうことは容易に想像できます。世界中の人々の往来も 100 年前とは比べものにならないほど目まぐるしく，そのことが感染拡大のスピードを加速させる大きな要因になったことは疑う余地もありません。人間もウイルスも生物学的な基本構造は 100 年前と何ら変わるものではありません。今回の新型コロナウイルス感染症のパンデミックにより一変した世界情勢は，

まさに現代を生きる人類と未知の病原体がくり広げる現代ならではの感染症の世界を映し出したものと言うことができるでしょう。

　新型コロナウイルス感染症が世界中で猛威を振るい始めて以降，世界中の人々が生活に大きな変化を余儀なくされました。感染の拡大を少しでも食い止めるために，極力外出を控えたり，できるだけ人と人との接触を減らしてきました。職場に行くことも学校に行くことも旅行に行くことも様々なイベントに参加することも全部止めて。ワクチンがない中で，人から人に容易に拡がり続ける感染症に対して，私たちは人と人が接触しないことでしか感染拡

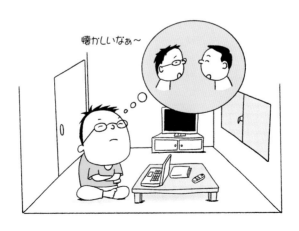

懐かしいなぁ〜

大を食い止める術を持ち得ないからです。そして，これは当分の間変わることはありません。

　しかし，人と人の接触を減らすことは，社会を分断し，経済活動を大きく停滞させる重大な副作用を伴うことを私たちは身をもって今経験しています。それ故，感染拡大防止のために外出自粛を余儀なくされた段階から，今度は感染に注意しながら社会・経済活動を再開していく段階へと進まざるを得なくなりました。この"感染に注意しながら"というところがポイントです。そこで出てきたのが「新しい生活様式」という考え方です。

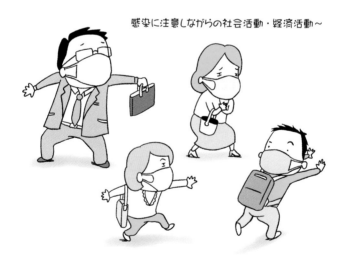

感染に注意しながらの社会活動・経済活動〜

● 2つの生活様式を持とう！

　「新しい生活様式」というのは，新型コロナウイルス感染症の出現前の生活には当分の間戻れないことを意味します。もうあの頃には戻れない…。とても切ない気持ちになってしまいますね。しかし，あまり悲観することはありません。別に今までの生活様式をすべて捨ててしまうというわけではないのですから。

　未知の病原体がある日突然，私たちの世界に出現し，ワクチンも治療薬も用意できない状況に晒されるような事は，今後も起こりうるかもしれません。2000年になってからコロナウイルスが3度の脅威を人類に与えたことを考えれば，十分に起こり得ます。だからと言って，その度に私たちは右往左往し，活動を停止してしまうわけにはいきません。そうならないための「新しい生活様式」です。つまり，新型コロナウイルスがこの世になかった頃の生活様式とコロナ以後の生活様式を2つ持っておいて，平時と非常時で生活様式を使い分けることが大切なのです。

　新型コロナウイルス感染症もワクチンが開発され，人々に使われるようになれば，やがて終息していきます。そ

うなれば，私たちは徐々にコロナ以前の生活，つまり平時の生活様式に戻っていくでしょう。そしてまた非常時が訪れた時に新型コロナウイルス感染症の教訓として得た「新しい生活様式」に切り替える。こうした未知の病原体に対抗する術は，子々孫々にわたって人類の大きな財産となるはずです。

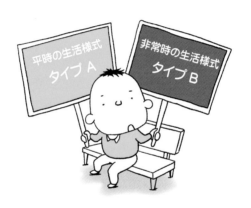

　そもそも私たちの生活様式は，昔から少なからず感染症と深く関わってきました。今では当たり前の生活様式になっていることも，実は過去に感染症を防止する目的で生まれたものが少なくありません。たとえば「手洗い」です。「手洗い」は，19世紀の半ばにゼンメルワイス・イグナーツというハンガリーの医師が，手に付着した感染性のある微生物が人に感染症を引き起こすことに注目し，医

療現場で「手洗い」を実施する重要性を唱えたことに端を発します[17]。この「手洗い」も当初は医療現場でさえ，なかなか受け入れられなかったようで，一般の人々の生活に根づくまでには相当な時間を要したと言われています。しかし今では私たちの生活の中にしっかりと定着し，当たり前の生活様式となっています。そしてこの「手洗い」は，今回の新型コロナウイルスに対しても重要な感染防止策として大きく貢献しています。

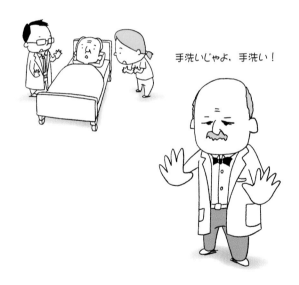

手洗いじゃよ，手洗い！

　では，「新しい生活様式」とは一体何が変わっていくのでしょうか。それは，人と人との接触のスタイルです。

人との接触スタイルを変える

　新型コロナウイルス感染症の拡大を止めるために世界中の人々に求められてきたことのひとつに"自粛"があります。外出を自粛する。人と会うことを自粛する。とにかく人と接触しない生活を送ることを強いられました。しかし，今や新型コロナウイルスと共存しながら社会・経済活動を行っていかなくてはならない段階にあります。社会・経済活動は，人と接触する活動でもあります。人と接触する活動には，職場へ行く，学校へ行く，通院するなど生きていく上でベースとなる活動とそれ以外の活動に分かれます。それ以外の活動とは趣味や娯楽です。ス

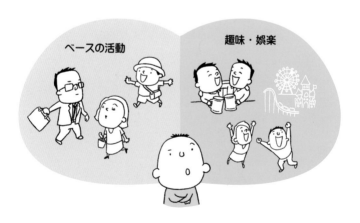

ポーツを楽しむ。みんなで美味しいものを食べに行く。飲み会やカラオケでパーッと盛り上がる。テーマパークで思いっきり楽しむ。旅行に行く。仕事や普段の生活から解放されて，楽しみ，明日への英気を養うこれらの行動は，大なり小なり，人生を豊かにしてくれます。私たちは，人と人との接触スタイルを変えつつも，生きていく上で欠かせない生活をできるだけ守っていきたいものです。

　「新しい生活様式」は，社会と個人の双方の取り組みによって成り立つものです。あなたがお客さんとして訪れる飲食店では，「身体的距離」を確保した席の配置，換気，つい立など感染防止のための様々な工夫がすでに施されています。他にも集客で成り立っているお店では，感染しないための人と人との接触スタイルに取り組みながら営業しています。私たちは，こうした店側の取り組みに客として協力していくことが必要ですし，また，自分が入店しようとするお店の感染対策がしっかり行われているかを判断し，感染リスクがありそうなら入店を避けることも大切です。しかし，社会の側の取り組みだけでは，有効な感染防止対策にはなりません。私たちが個人レベルでも感染防止のために接触スタイルを意識した行動を生活に落とし込んでいくことが求められています。

🗨 個人が取り組む「新しい生活様式」

　私たちが「新しい生活様式」を取り入れるに際し，その基本となる3本柱は，すでに本書で触れてきたように，距離（身体的距離の確保）とマスクと手洗いです。「人との間隔は，できるだけ2mを空ける」，「3密（密集，密接，密閉）の空間を避ける」，「会話はできるだけ相手と真正面にならないようにする」，「人との身体的距離が確保できない状況ではマスクを着ける」，「帰宅したら手を洗う」などです。これら感染対策の3本柱を普段の生活の中に応用していくことが，「新しい生活様式」の基本となります[9]。

▪ 買い物

　買い物は日常生活に欠くことのできない重要な行動です。3密の回避を心がけ，買い物に行く時は，1人かできるだけ少人数でお店が空いている時間帯を選んで行くことが望まれます。また，食品などは1回の買い物で何日

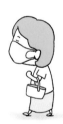

か分を買うなどして買い物回数を減らす工夫も大切です。お店の中では，むやみに展示品に触れないようにし，買うと決めた物だけに触れるようにしましょう。レジに並ぶ時は，お店が記している立ち位置を守って，客同士のスペースをしっかりとりましょう。また，買い物については通販の利用も推奨されています。

▫ 乗り物

　仕事や通学，その他の用事などで電車やバスなどの公共交通機関を利用するのも日常のことです。運行会社は適宜，車内を消毒したり，運行中の換気を行ったりして感染対策に努めています。しかし，乗り物は閉鎖空間であり，不特定多数の人々が乗り合いますから，利用する個人のレベルでの協力も必要です。私たちにできることは，車内での会話をできるだけ控えたり，混雑する時間帯を極力避けるといった「密」を生まない行動が望まれます。ま

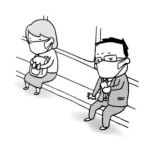

た，可能であれば，徒歩や自転車を利用するなどの移動手段を取り入れていくのもよいでしょう。

飲食

お店で食事をする時は，お店側も売上にひびくことは承知の上で，席と席の間を空けたり，バイキング形式は極力避け，小皿提供に心がけるなどの営業方式を取り入れるようになってきました。客として訪れる私たちは，大勢で訪れない，対面でなく横並びで座る，食事中は一緒に行った人とのおしゃべりはなるべく控えめにする，長居をしない，グラスの飲み回しはしない，などを店内でのエチケットとして実践することが大切です。間違っても店内ではしゃいだり，大声を出すなどは，行儀の問題もありますが，感染対策上もあり得ない行動ですので，くれぐれもご注意下さい。

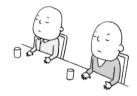

娯楽

娯楽にもいろいろあります。ちょっと近所の公園に行くとか，家の近くを軽くジョギングするといった手軽なもの

から，本格的にスポーツジムに通って体を動かす，友だちとカラオケ店で歌う，コンサートやテーマパークで思いっきり楽しむ，旅行に行くなどなど。こうした娯楽につき物なのが，密な状態です。現在は施設や主催者側に感染防止対策を徹底した上での運営が求められていますので，客としてもその方針に従うことが大切です。また，参加する際もできるだけ少人数が望まれますが，原則的には身体的距離が確保できない状況に身を置くことはなるべく避けるのが賢明です。公園に行く時は，人が少ない時間帯にするとか，空いてる公園を選ぶとよいでしょう。ジョギングは人が少ないコースを選んで，1人か2人程度で走るといった工夫も必要です。飲み会などは，昨今，オンライン飲み会が盛んです。実際に会って飲んで会話するのに比べれば，物足りない面もあるでしょうが，これも感染防止のための生活様式としてとても大切なことです。

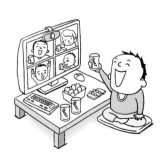

▫ 仕事

　仕事に関しては，コロナ以前から「働き方改革」が叫ばれてきましたが，新型コロナウイルスが出現したことで，まさに働き方を根本から考え直さざるを得ない事態になりました。いわゆる感染しない働き方，感染を拡げない働き方です。ワークスタイルは，業種にもよりますが，職場に出勤せずとも仕事を動かしていく「テレワーク」を主体とした形態は今後も続いていくものと思われます。各企業側は，広いオフィスで社員同士の身体的距離を確保したデスク配置をしたいところですが，現実的に難しい事情もあります。したがって，社員の出社はグループ分けによるローテーション勤務やオンライン会議が主体となっていくでしょう。出社する場合は，時差通勤で混雑を避けたり，

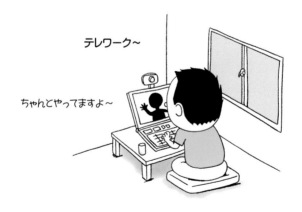

テレワーク〜

ちゃんとやってますよ〜

対面での打ち合わせは，換気のなされている場所でマスクを着用して行うなど，個人レベルでの心がけも必要になってきます。

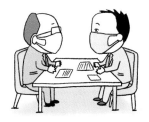

☁ マスク生活

「身体的距離」を確保することが，お互いの感染防止のために最も有効な策であることは，すでにお話しました。しかし，日常の生活や社会活動において，常に「身体的距離」を確保し続けることは，現実的にはほぼ不可能です。では，感染防止をしながら社会や経済を動かしていくためにはどうしたらいいでしょうか。その鍵を握るのは，マスクです。新型コロナウイルス感染症がなかなか終息に向かわないとなった頃から「with Corona」という言葉が聞かれるようになりました。これは，新型コロナウイルスが蔓延する世の中を当たり前のこととしてとらえ，感染防止行動を毎日の生活に取り入れながら，社会・経済活動を進めていくことを意味します。それをもっと具体的に言う

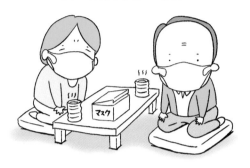

もはやマスクは家族の一員じゃの〜

と，私たちの生活の中でマスクといかにうまく付き合って
いくかということになると思います。

　つまり，感染防止に努めながら社会・経済活動を営
む私たちの「新しい生活様式」というのは，まさに「with
mask」を主体とした生活と言えるでしょう。新型コロナ
ウイルスは残念ながら夏でも元気でした。湿度が高くなる
頃には，あるいは紫外線が強くなる頃には，新型コロナ
ウイルスによる感染の勢いは弱まるのではないかという
当初の見立ては大きくはずれ，季節を問わず警戒しなけ
ればならない病原体として暴れまわっています。つまり，
私たちは当分の間，マスクとともに生きる「マスク生活」を
ライフスタイルの中心に据えていかなくてはなりません。

🌑 家の中の消毒

　新型コロナウイルスの感染対策として環境中の消毒も
重要視されています。不特定多数の人々が出入りするお
店や電車，バスなどの公共交通機関などでは定期的なア
ルコール消毒が実施されています。消毒の対象となるの
は，ドアノブ，手すり，肘掛け，窓，テーブルなど，いわ
ゆる多くの人々が頻繁に触れる場所です。こうした場所
を「手指の高頻度接触面」と言います[18]。新型コロナウイ
ルスは，環境表面において 2 ～ 3 日ほど生き続けるとい
う報告もあるため[5]，いろんな人たちが触れる機会の多
いところを定期的に消毒することは，重要な感染対策と
なります。

　では，家の中はどうでしょうか？一人暮らしの人もいれ
ば，家族で暮らしている人もいるわけですが，基本的に
家に不特定多数の人たちが触れる場所はないと考えられ
ます。したがって，新型コロナウイルスを排除するために
家の中で熱心に消毒をする必要はありません。それより
も注意すべきは，家の中にウイルスを持ち込まないことで
す。そのためには，帰宅後すぐに手を洗うのが何よりも
重要です。あえて消毒する場所があるとすれば，玄関の

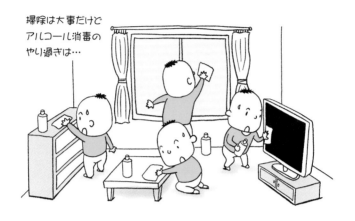

掃除は大事だけど
アルコール消毒の
やり過ぎは…

ドアノブぐらいでしょう。玄関のドアノブは自分や家族以外に宅配便の人なども触れることがありますから。しかし，心配しすぎて家中のいろんな場所を毎日アルコール消毒してまわるなんてことは止めておきましょう。それは徒労に終わるばかりでなく，アルコールには揮発性がありますから，家の中にアルコール分子が浮遊していると，引火の危険性があるからです。

☁ インフルエンザとコロナ

冬になればインフルエンザが流行します。毎年，毎年，私たちはインフルエンザと付き合いながら冬を過ごしてき

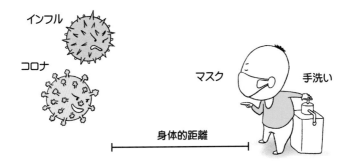

ました。インフルエンザにはワクチンがあります。治療薬
もあります。それでも罹るより，罹らないほうがいいわけ
で，私たちはインフルエンザに感染しないよう注意して冬
の日常を送ってきました。しかし，少なくとも直近の冬は，
そこに新型コロナウイルス感染症が加わります。この冬は
一体どうなってしまうのだろう？と心配になっても無理は
ありません。しかし，慌てる必要はありません。

　私たちがすべきことは明快です。それは言うまでもな
く感染しないことです。そして人に感染させないことで
す。そのためにすべきことは，これまで私たちが新型コ
ロナウイルスの感染対策として取り組んできた身体的距
離の確保（3密の回避），マスクの適宜着用，手指消毒で
す。これらが守られていなければ，インフルエンザにだっ

て感染してしまうのです。逆に守られていれば、インフルエンザに感染することも防止できるということです。現に2019年から2020年にかけてのインフルエンザの流行は、新型コロナウイルスの流行が始まった2020年に入ってから例年と比べて患者数が大きく減少したことが報告されています[19]。つまり、私たちが行ってきた新型コロナウイルス対策は、インフルエンザ対策としても有効であったということです。

　したがって、インフルエンザと新型コロナウイルス感染症が同時に流行する時期であっても、慌てることなく、過度に恐れることなく、冷静にここ数ヵ月行ってきた感染防止の取り組みをそのまま継続していくことが重要なのです。ただし、新型コロナウイルス感染症とインフルエンザとの合併例も報告されていますから、インフルエンザワクチンは必ず接種しておき、降りかかるかもしれないリスクはできるだけ少なくしておくことが大切です。

☁ カモシレナイ思考でお互いを守り合う

　いくら3密の状態であったとしても、そこに誰もウイルスを持ち込んでいなければ、感染が起きることはないは

ずです。ところが毎日のように全国のあちこちで新型コロナウイルスの新規感染者が報告されています。これは，新型コロナウイルスが社会の中でいかに蔓延しているかということを物語っています。しかも，このウイルスは，若い人たちを中心に，感染していながらも何ら症状を示さず，無症状のままで知らず知らずのうちに治っている人が数多くいると言われています。症状はなくとも，他人にウイルスを感染させる力はあるのです [13]。仮にしっかりと抵抗力を持った若者の間だけでウイルスがやりとりさ

高齢者にウイルスを届けてはいけない！

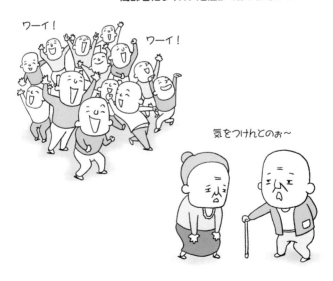

ワーイ！

ワーイ！

気をつけとのぉ～

れ，若者の間だけで感染が完結するのであれば，さほど脅威にはならないかもしれません。しかし，現実はそうではないのです。無症状のままで治っていく若者たちの間でやりとりされたウイルスが，何らかのきっかけでそこから飛び出して高齢者や免疫低下者に及んでしまえば，命にかかわる一大事へと一足飛びに進展してしまいます[20]。

　だからこそ，すべての人々が，自分はウイルスの持ち主カモシレナイ，自分は誰かにウイルスをうつす状態にあ

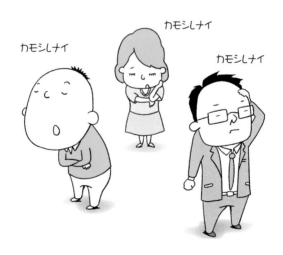

もしかしたら自分はウイルスを持っているカモシレナイ

るカモシレナイということを当然のこととして認識してお
かなければなりません。他者にウイルスを渡さない「相手
のための感染防止」というコンセプトでお互いを感染から
守り合う意識を共有する思いやりの感染対策が，ワクチン
がない現下の新型コロナウイルス感染症に対して人類が
持ち得る最大の武器なのです。

　新型コロナウイルス感染症の終息までの道のりは，まだ
まだ遠いかもしれません。しかし，私たちはこれからも生
き続けていかなくてはならないのです。自分が感染しな
いことは，他人を感染させないことにつながります。日々，
感染しない暮らし方を心がけ，互いが感染しない生活様
式を維持しながら，ウイルスの行き場を地道に減らしてい
くことが，今，私たちにできる最も現実的で効果を期待
できる対策と言えるでしょう。さらに言えば，こうした感
染しない暮らし方は，次に新たな病原体の出現に直面し
た時にも対応できるノウハウとして，未来への財産となる
はずです。

参考文献

1）CDC. Coronavirus. https://www.cdc.gov/coronavirus/types.html

2）Wang M, et al. SARS-CoV infection in a restaurant from palm civet. Emerg Infect Dis. 2005；11（12）：1860.

3）Hu B, et al. Discovery of a rich gene pool of bat SARS-related coronaviruses provides new insights into the origin of SARS coronavirus. PLoS Pathog. 2017；13（11）：e1006698.

4）Azhar EI, et al. Evidence for camel-to-human transmission of MERS coronavirus. N Engl J Med. 2014；370（26）：2499.

5）Doremalen NW, et al. Aerosol and Surface Stability of SARS-CoV-2 as Compared with SARS-CoV-1. N Engl J Med 2020 Apr 16；382（16）：1564-1567.

6）CDC. Coronavirus Disease 2019（COVID-19）：How COVID-19 spreads. https://www.cdc.gov/coronavirus/2019-ncov/prevent-getting-sick/how-covid-spreads.html

7）CDC. Guideline for isolation precautions: Preventing transmission of infectious agents in healthcare settings, 2007.https://www.cdc.gov/infectioncontrol/pdf/guidelines/isolation-guidelines-H.pdf

8）Unicef. Physical not social distancing. https://www.unicef.

org/sudan/press-releases/physical-not-social-distancing

9）厚労省 . 新型コロナウイルスを想定した「新しい生活様式」の実
践例を公表しました . https://www.mhlw.go.jp/stf/seisakunitsuite/
bunya/0000121431_newlifestyle.html

10）国立感染症研究所 . 積極的疫学調査実施要領における濃厚接触
者の定義変更等に関する Q&A. https://www.niid.go.jp/niid/ja/
diseases/ka/corona-virus/2019-ncov/2484-idsc/9582-2019-
ncov-02-qa.html

11）Chan JF, et al. Surgical mask partition reduces the risk of
non-contact transmission in a golden Syrian hamster model
for Coronavirus Disease 2019（COVID-19）.Clin Infect Dis.
2020 May 30；ciaa644.

12）CDC. Guideline for isolation precautions: Preventing
transmission of infectious agents in healthcare settings,
2007. https://www.cdc.gov/infectioncontrol/pdf/guidelines/
isolation-guidelines-H.pdf

13）日本感染症学会提言言：今冬のインフルエンザと COVID-19 に
備えて . http://www.kansensho.or.jp/uploads/files/guidelines/
2008_teigen_influenza_covid19.pdf

14）Klompas M,et al. Universal Masking in the Covid-19 Era. N
Engl J Med 2020；383:e9

15）CDC. Interim infection prevention and control recommendations
for healthcare personnel during the coronavirus disease 2019
（COVID-19）pandemic. https://www.cdc.gov/coronavirus/2019-

ncov/hcp/infection-control-recommendations.html

16) CDC. Recommendation regarding the use of cloth face coverings, especially in areas of significant community-based transmission. https://www.cdc.gov/coronavirus/2019-ncov/prevent-getting-sick/cloth-face-cover.html

17) Polyxeni Potter. Ignaz Philipp Semmelweis (1818-65). Emerging infectious diseases. Volume 7, Number 2- April 2001. https://wwwnc.cdc.gov/eid/article/7/2/ac-0702_article

18) CDC. Guidelines for environmental infection control in health-care facilities, 2013. https://www.cdc.gov/infectioncontrol/pdf/guidelines/environmental-guidelines.pdf

19) Sakamoto H, Ishikane M, Ueda P. Seasonal influenza activity during the SARS-CoV-2 outbreak in Japan. JAMA 2020;323: 1969-1971.

20) 新型コロナウイルス感染症 診療の手引き 2020 19-COVID 第 2.2 版 . https://www.mhlw.go.jp/content/000650160.pdf

著者略歴

矢野邦夫（や の くに お）　浜松医療センター 院長補佐・感染症内科部長・衛生管理室長

略歴：1981 年 3 月　　名古屋大学医学部卒業
　　　1981 年 4 月　　名古屋掖済会病院
　　　1987 年 7 月　　名古屋第二赤十字病院
　　　1988 年 7 月　　名古屋大学　第一内科
　　　1989 年 12 月　米国フレッドハッチンソン癌研究所
　　　1993 年 4 月　　浜松医療センター
　　　1996 年 7 月　　米国ワシントン州立大学感染症科 エイズ臨床短期留学
　　　　　　　　　　米国エイズトレーニングセンター臨床研修終了
　　　1997 年 4 月　　浜松医療センター 感染症内科部長（現職）
　　　1997 年 7 月　　同 衛生管理室長（現職）
　　　2008 年 7 月　　同 副院長
　　　2020 年 4 月　　同 院長補佐（現職）

・医学博士
・浜松医科大学　臨床教授
・三重県立看護大学　客員教授
・日本医師会認定産業医
・感染制御医
・感染症専門医
・抗菌化学療法指導医
・日本内科学会認定医
・エイズ学会認定医・指導医
・血液専門医・指導医
・輸血専門医
・日本感染症学会，日本環境感染学会　評議員

著書：医療従事者のための 感染対策ルールブック（リーダムハウス），5W1H ×
　　　感染対策〜 6 つの要素で対策の肝をつかもう！（リーダムハウス），マメカ
　　　ン〜絵でみる感染防止キーワード 200（リーダムハウス），感染対策の レシ
　　　ピ 第 2 版（リーダムハウス），矢野流！感染予防策の考え方 ―知識を現場
　　　に活かす思考のヒント（リーダムハウス），秘伝！感染対策 院内レクチャー
　　　のコツ！（リーダムハウス）など多数

コロナ時代を生き抜くための

感染しない暮らしのススメ—距離とマスクと手洗いと

2020 年 10 月 10 日　初版発行

著　者　矢野邦夫

発行者　多賀友次

定　価　（本体 1,000 円＋税）

発行所　株式会社 リーダムハウス

〒 507-0063　岐阜県多治見市松坂町 1-110
TEL 0572-27-3059　FAX 0572-27-3288　www.readam.co.jp

ⓒ Kunio Yano 2020 Printed in Japan

印刷・製本　株式会社シナノ

ISBN978-4-906844-21-0 C0047　　　　乱丁・落丁の場合はおとりかえします。

・本書の複製権・翻訳権・上映権・譲渡権・公衆送信権（送信可能化権を含む）は
株式会社リーダムハウスが保有します。

・ JCOPY ＜（社）出版者著作権管理機構 委託出版物＞

・本書の無断複写は著作権法上での例外を除き禁じられています。複写される場
合は、そのつど事前に、（社）出版者著作権管理機構（電話 03-3513-6969，FAX
03-3513-6979，e-mail：info@jcopy.or.jp）の許諾を得てください。